DU TRAITEMENT

HYDRIATRIQUE

DES

MALADIES FÉBRILES,

Par le Docteur LUBANSKI,

Directeur de l'Établissement hydrothérapique de Pont-à-Mousson
(Meurthe);

Ex-Rédacteur en chef des Annales d'Obstétrique, des maladies des femmes et des enfants; Lauréat de
l'Académie royale de Médecine de Paris; Membre de l'Académie royale des Sciences,
Lettres et Arts de Nancy; de la Société médicale de la même ville; de la
Société médico-chirurgicale de Montpellier; de la Société de
Médecine d'Anvers; de la Société médicale
d'Émulation de Paris, &c.

PARIS,

GERMÈRE-BAILLIÈRE, LIBRAIRE,

Rue de l'École-de-Médecine, 17.

DU

TRAITEMENT HYDRIATRIQUE

DES

MALADIES FÉBRILES,

PAR A. LUBANSKI,

DIRECTEUR DE L'ÉTABLISSEMENT HYDROTHÉRAPIQUE
de Pont-à-Mousson (Meurthe);

Docteur en médecine; ex-Rédacteur en chef des Annales d'Obstétrique, des maladies des femmes et des enfants; Lauréat de l'Académie royale de Médecine de Paris; Membre de l'Académie royale des Sciences, Lettres et Arts de Nancy; de la Société médicale de la même ville; de la Société médico-chirurgicale de Montpellier; de la Société de Médecine d'Anvers; de la Société médicale d'Émulation de Paris, etc.

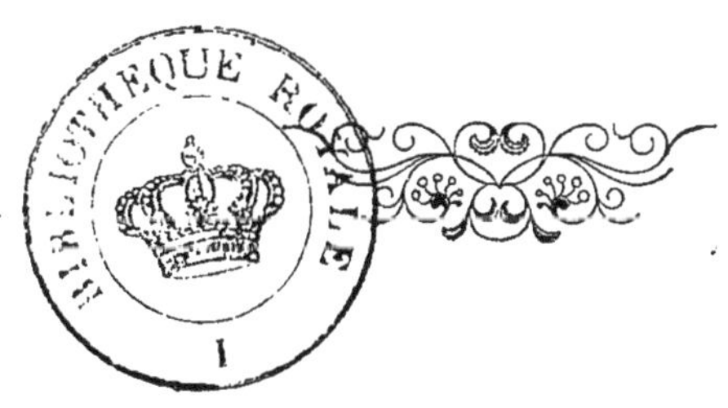

PARIS,

GERMÈRE-BAILLIÈRE, LIBRAIRE,

Rue de l'École-de-Médecine, 17.

1846

Les succès de l'Hydrothérapie dans le traitement des affections chroniques ne peuvent être que difficilement constatés par les praticiens qui ne s'en occupent pas d'une manière particulière. Cette médication exige, pour être convenablement appliquée, le concours d'un grand nombre de conditions qui ne se trouvent complètement réunies que dans les Établissements spéciaux. Il n'en est pas de même lorsqu'il s'agit des maladies aiguës; ici les moyens sont à la portée de tout le monde, chaque médecin est à même de les mettre en œuvre, et de chercher à vérifier par sa propre expérience les résultats de la méthode. Cette circonstance m'avait décidé à publier dans le Journal de médecine de M. le professeur Trousseau quelques mots sur le traitement hydriatrique des maladies fébriles; la publication actuelle n'est qu'une reproduction du Mémoire qui a paru aux mois d'août et octobre dans ce Journal. En le faisant imprimer à part, je l'ai complété par quelques Observations que le défaut d'espace m'avait d'abord empêché de rapporter.

Le traitement hydriatrique de diverses maladies aiguës a été l'objet de beaucoup de controverses ; tandis qu'en Allemagne on lui accorde une confiance peut-être un peu trop illimitée, on le déclare en France comme infidèle et dangereux. Les deux opinions sont peut-être également exagérées, et celle des médecins français est surtout mal fondée, puisqu'elle ne repose que sur une idée préconçue que ne justifie point l'expérience du présent ni du passé. On trouve, au contraire, bien des motifs, sinon pour admettre définitivement le traitement hydriatrique de certaines fièvres, du moins pour en faire l'objet d'un sérieux examen. L'histoire médicale du siècle dernier nous montre des faits remarquables dans lesquels l'eau froide joue un rôle important ; quelques récentes tentatives, toutes restreintes qu'elles soient d'ailleurs, confirment les observations de nos prédécesseurs ; en voilà plus qu'il n'en faut pour autoriser l'essai de cette médication dans les cas où il ne nous est pas permis de compter avec certitude sur nos ressources ordinaires.

Je n'ai eu, pour ma part, que quelques rares occasions, d'appliquer l'hydrothérapie au traitement des maladies fébriles ; c'est parce que je n'y ai recours que lorsque la nécessité et l'opportunité de l'employer me paraissent évidentes. On verra par la suite quels sont les cas dans lesquels j'ai cru devoir m'en servir ; on verra aussi, par les succès que j'ai obtenus, que l'usage de l'hydriatrie contre les différentes pyréxies mérite d'être pris en sérieuse considération.

Je la crois appelée à rendre de très-grands services dans quelques maladies aiguës, dans lesquelles échouent les moyens ordinaires. Les documents du passé et les résultats de l'hydrothérapie moderne, me confirment dans cette croyance. Pour la faire partager à mes lecteurs, je crois devoir mettre sous leurs yeux, à côté des observations qui me sont propres, certains autres faits acquis depuis longtemps à la science.

En 1737, une terrible épidémie de fièvre typhoïde ravageait la ville de Breslau (*), et peu de ceux qui en furent atteints eurent le bonheur d'échapper à la mort. Les médications les plus variées et les plus énergiques ne parvenaient point à conjurer le fléau. Un seul traitement réussissait à diminuer le nombre des victimes : ce fut le traitement du doyen du collége médical de la ville, de *Jean Godeffroy de Hahn.* L'eau froide, en ablution sur tout le corps des malades, fut son seul remède. Sous l'influence de ce moyen, la peau ne tardait pas à se couvrir d'une douce transpiration, et le rétablissement ne se faisait pas attendre.

Le souvenir de' ces succès ne fut point perdu pour tout le monde. Quarante ans plus tard, il inspira un médecin anglais qui lui dut son salut. Au mois d'août 1777, le docteur *Wright,* se trouve

(*) *Epidemia verna quæ Wratislaviam anno* 1737 *afflixit, acta Germanica, v. x.*

atteint de typhus, après avoir donné les secours
de son art à un matelot qui succomba le huitième
jour de la maladie. Les moyens habituels restant
sans action, W... essaye le traitement de de Hahn.
Placé tout nu sur le pont du vaisseau, il se fait
jeter sur le corps trois seaux d'eau de mer. Il en
éprouve un soulagement immédiat, mais de courte
durée. Le soir du même jour, les symptômes fébriles
menacent de nouveau : on les combat par une nouvelle affusion. Pour la première fois depuis le début
de la maladie, W... repose la nuit. Pendant deux
jours encore il continue la même médication, qui le
délivre complètement de ses souffrances. Quelques
jours plus tard, un autre cas de typhus, survenu chez
un jeune passager, est traité de la même façon et
avec un succès aussi prompt que complet.

Quelle que fût l'importance de ces résultats, ils
ne furent connus que neuf ans plus tard, par une
publication dans le *Journal médical de Londres* de
1786, publication qui décida beaucoup de médecins
anglais à essayer du même moyen. Déjà, en 1791,
le docteur *Brandreth*, de Liverpool, publie une lettre
(*Médical. commentar.*, 1791) dans laquelle il rend
compte des effets favorables qu'il a obtenus des
lotions froides d'eau vinaigrée à *toutes les pé-
riodes du typhus*. « Je prescris, dit-il, matin et soir,
ce lavage froid, après lequel les malades sont bien
essuyés et mis au lit. Ils éprouvent ordinairement
un grand plaisir par l'effet de ce remède et un sentiment de fraîcheur. Non-seulement il diminue cons-

tamment la chaleur, mais encore, d'une manière spéciale, la tension et la dureté de la peau. La fréquence du pouls s'en trouve pareillement ralentie, et, quant au délire, quelquefois il n'est que diminué, d'autrefois il disparaît entièrement. »

Presque en même temps que Brandreth, le professeur *Grégory*, d'Edimbourg, employait les lotions et les affusions froides contre les fièvres graves. Les bons résultats de sa pratique furent publiés dans le septième volume de *Médical facts and observations.* Depuis, les imitateurs de de Hahn et de Wright devinrent très-nombreux. Entre beaucoup d'autres, nous pouvons citer particulièrement *Dimsdale*, médecin de l'hôpital des fiévreux de Londres ; *J. Home*, professeur de clinique médicale à Edimbourg ; *Bran*, médecin de l'hôpital de Birmingham ; et enfin *Marshall, Magrathe, Cochrane, Simpson, Nagle, Gomez, Dewar*, etc., tous praticiens distingués de leur temps. Mais, au-dessus de tous ces observateurs, il convient de placer le nom de *Currie*, dont la pratique fut la plus étendue, la manière d'agir la plus méthodique, et dont les résultats nous ont été transmis avec toutes les conditions d'une bonne observation.

Dès la publication du fait de Wright, Currie employa les affusions froides contre l'affection typhoïde, et ce qui donne à sa pratique une grande valeur, c'est que dès le début il s'est trouvé dans des circonstances on ne peut plus favorables à l'appréciation de| ce moyen, et qu'il a toujours procédé à son application avec ordre et méthode. Sur 58 soldats qu'il traite d'abord pendant une épidémie de fièvre typhoïde, il obtient 56 guérisons. Plus tard, en dehors des circonstances épidémiques, Currie oppose le froid contre les maladies fébriles, et toujours avec un rare bonheur. Les observations dont il a laissé une histoire très-détaillée sont au nombre de 153. On y voit qu'en employant le traitement dès le début de la maladie, il est souvent parvenu à en arrêter le développement. Lorsque la maladie était positivement déclarée, il y avait recours toutes les fois que la chaleur du corps, *mesurée par le thermomètre*, était plus élevée qu'à l'état normal, et il recommandait de choisir, pour pratiquer les affusions, le moment de l'exacerbation des symptômes fébriles. Le traitement, d'après lui, ne convenait même que lorsque, simultanément avec la chaleur, il existait une grande sécheresse à la peau. Toute transpiration, dit-il, doit être soigneusement respectée. Nous verrons par la suite que l'hydrothérapie moderne a dérogé à ces principes sans avoir cependant à s'en repentir.

Currie règle aussi la température de l'eau qui doit servir aux affusions sur la température du corps. L'eau, d'après lui, doit être d'autant plus froide, que la peau est plus chaude. Il était en ceci conséquent avec son principe ; basant tout le succès de sa médication sur la soustraction du calorique, il cherchait naturellement à le soustraire proportion-

nellement à son intensité. Le traitement hydriatrique, tel qu'on le pratique aujourd'hui, compte, dans
quelques cas, bien plus sur les effets consécutifs de
l'action du froid, que sur les résultats qui suivent
immédiatement son application. Aussi les principes
de Currie ne sont-ils pas toujours observés.

Les affusions constituaient le moyen principal de
ce praticien. Il se servait pour cela d'eau de mer,
ou, à défaut de celle-ci, d'eau de source saturée
de sel. Rien n'explique cependant sa pensée relati-
vement à l'action du sel dans cette circonstance.
Nous allons voir que, sous ce rapport comme sous
beaucoup d'autres, ses successeurs ne l'ont pas toujours imité.

Ainsi, Dimsdale remplaçait les affusions par une
douche en pluie, à cause de son action plus uni-
forme et plus instantanée. Convaincu que les succès
de Currie ne dépendaient que de la température
de l'eau, il employait pour ses douches de l'eau de
source ordinaire.

Gomez, placé dans des conditions toutes spéciales,
préféra les lotions aux affusions et aux douches.
Médecin en chef de l'escadre portugaise de la Mé-
diterranée, il eut à combattre une fièvre grave qui
décimait la flotte. Les symptômes par lesquels elle
se manifestait étaient ceux d'un tyhus du plus mauvais caractère. Toutes les parties exposées à une
pression un peu prolongée se gangrénaient promp-

tement ; le pouls battait quelquefois jusqu'à 150 fois par minute ; quelques malades étaient tourmentés de déjections alvines sanguinolentes ; la plupart des patients déliraient et étaient privés de sommeil. L'eau de la mer était alors à 20 et 22° cent., les affusions ne suffisaient donc plus pour opérer une soustraction durable de calorique, et c'est pour cela que Gomez s'est vu obligé de les remplacer par les ablutions, qui, en raison de leur durée, suppléaient au défaut de la fraîcheur de l'eau. Les malades, assis sur un tabouret, placé au milieu d'une baignoire remplie d'eau à la hauteur de 9 à 10 pouces, étaient lavés avec des éponges que l'on retrempait à chaque instant, jusqu'à ce que la peau devînt fraîche au toucher. Cette opération, au dire de Gomez, était suivie généralement d'un sommeil réparateur, d'un sentiment général de bien-être, d'une diminution remarquable dans le nombre des pulsations, enfin d'une sueur qui souvent jugeait la maladie. Deux cent vingt marins portugais durent leur salut à cette médication.

Plus tard, à une époque plus rapprochée de la nôtre, on modifia encore la manière d'employer l'eau froide. Ainsi, *Reuss*, dont les succès, lors du typhus meurtrier après la bataille de Lutzen, sont si connus, aspergeait tout simplement ses malades avec un arrosoir de jardinier, et les faisait frictionner ensuite avec des éponges mouillées ; tandis que *Mylius*, en Russie, et *Gianini*, en Italie, donnaient la préférence aux immersions dans des baignoires remplies d'eau froide. Ils pratiquaient ces immersions en y faisant plonger à plusieurs reprises leurs malades, étendus sur un drap de lit, dont les quatre coins étaient tenus par des aides.

Quel qu'ait été, du reste, le mode de l'application du froid, ses succès ne se sont point démentis dans un très-grand nombre de circonstances. Outre les cas que nous avons déjà cités, nous devons mentionner encore 64 malades atteints d'un typhus très-grave, et traités par *Home* avec un rare bonheur, puisqu'il n'y eut pas un seul cas de mort. *Marshall*, médecin militaire de Gosport, cite le même nombre de guérisons sans aucun revers. Enfin, en réunissant les résultats obtenus par tous ceux qui avaient recours à ce genre de médication, on peut compter par milliers le nombre des succès. On y voit des cas dans lesquels l'action puissante du froid a dépassé les espérances de ceux mêmes qui devaient être habitués à son influence, puisqu'elle a triomphé de maladies très-avancées, et où la terminaison fatale paraissait imminente.

Malgré tout cela, et malgré les témoignages favorables d'hommes distingués par leurs talents et leur probité scientifique, l'emploi général du froid contre les fièvres graves n'a jamais pu pénétrer en France, et, ce qui est plus étonnant encore, c'est que bientôt même il fut abandonné dans les autres pays. En examinant attentivement les documents relatifs au sujet qui nous occupe, il est impossible de découvrir la cause de cet abandon ; car il ne peut s'expliquer par les revers, dont cette médication ne fut jamais suivie, ni par la découverte d'un moyen plus puissant ou plus certain. Ne pourrait-on pas l'attribuer aux difficultés dont l'administration des moyens que nous venons de passer en revue se trouve entourée, et peut-être aussi à la frayeur qu'inspire en général ce genre de médication ? Il faut, en effet, une conviction solidement établie de la part du médecin, et une confiance sans limites de la part du malade, pour inonder ou se laisser inonder ainsi d'eau froide, au moment où le corps, brûlé par la fièvre et affaibli par la souffrance, semble devoir se briser au moindre choc qui viendra le heurter.

Pendant les vingt premières années de notre siècle, l'usage du froid ne comptait donc que de rares partisans. Quelques brochures et articles de journaux rappelaient de temps en temps, mais en vain, la puissance de ce modificateur. Les travaux de Currie et de ses successeurs furent presque complètement oubliés, et on laissait passer inaperçus les faits nouveaux.

Au nombre de ces faits, le plus curieux à connaître est sans doute celui de *Broussais*. L'intérêt qui s'attache à ce nom si cher à la science, et les rapports qui existent entre le sujet qui nous occupe et l'histoire que nous allons raconter, ne nous permettent pas de la passer sous silence. — « Parmi les

nombreuses observations que put faire Broussais,
dit M. de Montègre dans sa notice biographique,
il en est une dont il me semble important de con-
server le souvenir, et je crois que Broussais n'en
a d'ailleurs laissé aucune trace dans ses ouvrages ;
il fit cette observation sur lui-même ; il ne pouvait
puiser à une source plus certaine *les germes de la
réforme*. Il fut saisi à Utrecht d'un mal que, dans le
langage médical de l'époque, on appelait fièvre ataxo-
adynamique ; une fièvre dévorante lui causait une
altération insupportable ; des nausées fréquentes ame-
nèrent des vomissements qui furent bientôt suivis
de la diarrhée. On voulut le traiter d'après les idées
régnantes, mais il refusa la médication qu'on lui
proposait, et, resté seul quelques jours dans sa chambre, il se réduisait à boire, selon que le besoin le
lui demandait, *de l'eau froide légèrement acidulée*.
Forcé de se lever par un froid assez rigoureux, il
sentit *l'ardeur* qui le dévorait *calmée par l'impression
de l'air*, *et en quelques jours il fut parfaitement
rétabli*. »

N'est-ce pas à l'action interne et externe du froid
qu'on doit attribuer la guérison de cette fièvre ?
L'ardeur qui dévorait le malade fut calmée par les
boissons froides et par le contact de l'air extérieur
également froid, c'est-à-dire par deux moyens qui
n'agissaient qu'en produisant la soustraction du calorique en excès. Et cependant Broussais néglige de
faire profiter la thérapeutique de cette expérience
que le hasard lui a indiquée. La *Réforme* prend

sa source dans l'efficacité d'un agent qui a détruit en quelques jours une grave maladie, mais elle laisse ignorer l'origine de son inspiration, comme si elle craignait de dévoiler la simplicité du fait qui lui a servi de point de départ.

Au milieu de cette indifférence générale à l'égard de l'action du froid, *Hufeland* fut à peu près le seul qui ne se lassa point de rappeler aux médecins les avantages résultant de son emploi dans les maladies aiguës, et de son usage comme moyen hygiénique. En 1821, ce célèbre praticien offre un prix de 50 ducats au meilleur Mémoire sur l'emploi externe de l'eau froide dans les fièvres. *Reuss*, dont nous avons déjà cité le nom, *Pitschaft* et *Frœlich*, répondent à cet appel. Leurs travaux, publiés dans le journal de Hufeland de 1823, présentent un très-grand intérêt, car on y trouve, non-seulement un nombre suffisant de faits bien observés, mais aussi des considérations tout à fait pratiques concernant l'application extérieure du froid. Comme Currie, les trois concurrents expliquent les effets de cet agent par la soustraction de la chaleur qui se trouve en excès dans le corps du malade : et, partant de ce point, ils cherchent à doser l'emploi de l'eau froide et à le proportionner au degré de la chaleur morbide. Un d'eux, Frœlich, prétend en outre que l'usage de l'eau froide, loin d'exclure complètement l'emploi des autres moyens, ne peut au contraire qu'en favoriser l'action, et il appuie cette assertion sur des faits d'une valeur non équivoque.

Quoi qu'il en soit, Hufeland, pas plus que ses devanciers, n'a pu réussir à généraliser l'usage de cette médication. L'indifférence avec laquelle on accueillait ses succès ne pouvait dépendre que des difficultés que présentait l'application de cette méthode. L'hydrothérapie, en rendant l'administration du froid plus facile, a également étendu son emploi au-delà des limites qui lui avaient été assignées.

Du temps de Currie et de ses imitateurs, la soustraction de la chaleur fébrile fut le seul principe sur lequel reposaient les applications hydrothérapiques. Cette indication une fois remplie, et la calorification du malade étant ramenée au degré normal, le rôle de l'hydrothérapie était accompli. Le traitement de ce temps n'était donc autre chose qu'une médication antiphlogistique générale. On appliquait à l'organisme tout entier un moyen d'une action éprouvée contre les inflammations locales. C'était déjà beaucoup, sans contredit, d'avoir démontré le rôle important de la chaleur organique, et l'heureuse influence du froid sur les phlogoses internes ; mais en bornant l'usage de cet agent à la seule indication que nous venons de signaler, on méconnaissait une grande partie de ses effets, et on circonscrivait à tort l'étendue de ses applications. Les cas dans lesquels la chaleur du corps ne dépassait pas les limites normales ne pouvaient plus, d'après ces idées, se prêter au traitement hydriatrique. Il en résultait, par conséquent, que ce traitement n'était guère employé qu'au début des pyréxies, lorsque les symptômes inflammatoires étaient dans leur plus grande intensité. Mais comme, d'un autre côté, les affusions, ainsi que toutes les autres manières d'appliquer le froid, inspiraient une certaine appréhension aux malades, et même aux médecins, on ne se pressait guère d'y recourir, à moins d'un danger imminent. Aussi, le plus grand nombre des faits de ce genre qui sont parvenus à notre connaissance appartient-il aux épidémies. Là, le péril étant connu à l'avance, rien n'empêchait de recourir dès le début à une médication dont les inconvénients supposés disparaissaient en face du danger.

Cependant, il existait, dans les cas dont on nous a transmis l'histoire, une circonstance très-importante et qui aurait dû frapper l'esprit des observateurs : c'est que presque toujours le rétablissement des malades coïncidait avec la manifestation d'abondantes sueurs. Après l'application plus ou moins répétée du froid, la température du corps étant considérablement abaissée, l'agitation fébrile étant remplacée par un calme qui disposait au sommeil, le malade entrait en une transpiration qui, en général, était de bon augure et annonçait une détente après laquelle tout danger était passé.

Cette transpiration était-elle cause ou effet de l'amélioration survenue dans l'état du malade? Ici se présente cette grande question des crises, qui est, depuis un temps immémorial, l'objet de tant de controverses. Vouloir résoudre d'une manière

définitive cet important problème serait sans doute
une entreprise trop téméraire dans l'état actuel de
nos connaissances , vu le manque presque absolu
de notions relatives à la transpiration et aux modifi-
cations qu'elle subit dans les diverses circonstances
pathologiques. Toutefois, il est impossible de mécon-
naître, et les résultats du traitement hydriatrique l'ont
suffisamment démontré, que l'apparition de la sueur
ne soit suivie d'un grand amendement dans les accidents morbides. Que ce phénomène soit l'œuvre
de la nature ou de l'art, l'amélioration dans l'état
du malade ne se fait pas attendre. On peut, je le
crois, comprendre dans ces cas le rôle de la transpiration, sans recourir à l'hypothèse d'une élimina-
tion matérielle de quelques principes délétères, et
en envisageant tout simplement la puissante diver-
sion qui s'opère vers la périphérie, lorsqu'une fonction
aussi importante et aussi étendue que celle de la
peau vient tout d'un coup , par une énergie inac-
coutumée, faire contre-poids à l'excitation des organes intérieurs. N'est-ce pas là une des plus puis-
santes dérivations que l'art soit capable de provo-
quer, et n'est-elle pas en même temps la plus exempte
d'inconvénients, en raison de la grande surface sur
laquelle elle s'opère, et de la facilité avec laquelle
on peut régler son intensité? Cette vérité, constatée
par l'expérience la plus vulgaire, sert de base à une
indication pratique des plus importantes , savoir : à
l'emploi des moyens qui, en excitant l'enveloppe
extérieure, cherchent à y concentrer toute l'activité du
travail morbide. Mais, pour arriver à ce résulat d'une

2

manière à peu près certaine, et sans déroger aux
conditions de repos indispensable aux organes malades, la médecine ordinaire est souvent impuis-
sante, car les médicaments qui agissent sur la peau
ne peuvent remplir ce but qu'après avoir porté un
trouble plus ou moins grand dans plusieurs fonctions
de l'économie. Ce trouble se manifeste précisément
avec tout le cortége des phénomènes propres aux
maladies fébriles. Accélération de la circulation et
de la respiration, élévation anormale de la température du corps, excitation générale du système ner-
veux, souvent même irritation passagère des premières
voies : tels sont les effets immédiats des médicaments
auxquels on attribue des vertus sudorifiques. De manière que, pour obtenir ces effets, il faut d'abord
exposer l'organisme malade à une aggravation inévitable des phénomènes qui constituent la maladie
elle-même. Et puisqu'on ne peut jamais être bien
certain de se rendre maître de cette aggravation,
et comme, d'un autre côté, on ne peut pas non plus
compter d'une manière positive sur le résultat final
des substances diaphorétiques, on restreint singu-
lièrement leur emploi, et on n'y a que bien rarement
recours dans les maladies aiguës.

C'est parce que l'hydrothérapie, outre son action
antiphlogistique, en tant que méthode puissante de
réfrigération, dispose aussi des moyens à l'aide des-
quels on évite tous les inconvénients que nous venons
de signaler, tout en procurant les avantages d'une
abondante sudation ; c'est parce qu'elle peut devenir,

entre des mains habiles, tour à tour un puissant antiphlogistique et un précieux excitant, qu'elle nous semble mériter une sérieuse attention.

Ainsi, combattre les phénomènes inflammatoires de la première période des fièvres par une rapide soustraction de la chaleur organique, ou bien concentrer à la peau la fluxion sanguine en provoquant de ce côté une énergique réaction : tels sont les principes fondamentaux qui doivent guider le médecin dans l'application du traitement hydriatrique contre les maladies fébriles.

Considérée de cette manière, l'hydrothérapie n'est certainement pas une médication empirique. Née du hasard, comme le plus grand nombre de nos richesses thérapeutiques, elle peut être comprise et appréciée à l'aide des lois habituelles de la physiologie et de la pathologie. Tout en employant des moyens insolites, elle ne se trouve pas en opposition de principes avec les médications ordinaires. Comme celles-ci, elle est souvent réduite à une guerre de symptômes ; et le point capital de sa divergence avec la médecine habituelle, c'est qu'elle accorde une importance toute spéciale à un phénomène qui n'avait attiré pendant fort longtemps qu'une médiocre attention. Ce phénomène, l'élévation de la température du corps, phénomène qu'un célèbre pathologiste allemand appelle le compagnon inséparable de toute fièvre, existe réellement, lors même que quelques autres symptômes fébriles font défaut ; et s'il n'a pas toujours été apprécié par les observateurs, c'est parce que leur attention n'était point tournée de ce côté. Il n'en est plus ainsi aujourd'hui, et les troubles de la calorification organique semblent acquérir dans l'observation des maladies une importance nouvelle. Depuis que l'hydrothérapie a remis en l'honneur les travaux de Currie, les phénomènes de la calorification sont devenus l'objet de nombreuses recherches ; et, si nous sommes bien informé, M. le professeur Andral s'en occupe actuellement. Aussi, venons-nous de lire à ce sujet un fait intéressant qu'un journal de médecine a emprunté à la clinique de ce praticien. Il s'agit d'un jeune homme affecté de fièvre typhoïde, chez lequel le nombre de pulsations au plus fort de la fièvre était très-minime, et chez lequel cependant la température de la peau s'élevait jusqu'à 40° centigr. Ce fait n'est pas unique, j'en suis convaincu, et si, le thermomètre en main, on s'attache à ce genre d'observation, on ne manquera pas de s'apercevoir qu'un des principaux éléments fébriles, peut-être même le plus important, se trouve dans l'élévation de la chaleur vitale. Il faudra alors nécessairement donner la préférence aux agents thérapeutiques qui combattent le plus promptement et le plus directement ce dernier phénomène, à moins qu'on ne parvienne à connaître, avec plus de certitude qu'on ne le sait aujourd'hui, la cause de cette élévation morbide de la température, et le moyen direct d'en détruire les effets.

Après avoir exposé les raisons théoriques qui nous

semblent parler en faveur du traitement, dont l'importance pratique nous est démontrée, il nous reste à faire voir la manière dont il est appliqué. Nous en profiterons pour faire sentir en même temps la différence qui existe entre les procédés de nos devanciers et ceux qui sont actuellement en usage, parce que beaucoup de gens les confondent encore et s'autorisent de cette ignorance pour rejeter sur l'hydrothérapie moderne les défauts qui ne lui appartiennent point.

OBSERVATION Iʳᵉ.

Le docteur Wright, rendant compte lui-même du traitement qu'il a suivi étant atteint de typhus.

« En donnant mes soins à un matelot affecté de typhus, et qui mourut le huitième jour de la maladie, je fus pris de la contagion, et je commençai à me sentir indisposé le 5 septembre (1777). Voici l'histoire de ma maladie extraite de mon registre-journal.

« 5, 6 et 7 septembre.—De temps en temps des frissons ; chaleur surnaturelle à la peau ; douleur sourde au front ; pouls petit et fréquent ; perte d'appétit, mais aucune sensation désagréable à l'estomac ; langue blanchâtre, pâteuse ; peu ou point de soif ; selles régulières ; urines pâles et plutôt

rares ; inquiétude pendant la nuit, soubresauts et
délire.

« 8.—Augmentation de tous les symptômes, avec
douleur aux lombes et aux extrémités inférieures ;
raideur des cuisses et des jambes.

« **Je pris** un léger vomitif le second jour de la
maladie, et le jour suivant une décoction de ta-
marin, un peu d'opium le soir avec du vin anti-
monié ; mais je n'en éprouvai ni sommeil ni transpiration. N'ayant aucun symptôme inflammatoire, je
pris, en six heures, si gros de quinquina, et de
temps en temps un verre de vin de Porto, mais sans
aucun avantage apparent. Quand j'étais sur le tillac,
mes douleurs se calmaient sensiblement, et l'air le
plus frais était pour moi le meilleur. Cette circonstance et l'inefficacité de tout autre moyen mis en
œuvre m'encouragèrent à pratiquer sur moi-même
ce que j'ai souvent désiré d'essayer sur les autres
dans les cas de fièvre de même nature que la
mienne.

« 9.—Ayant fait les dispositions nécessaires, je
me déshabillai entièrement vers les trois heures
de l'après-midi, et je me plaçai sur le pont du
vaisseau. Trois seaux d'eau salée me furent jetés
sur le corps en une seule fois. La secousse fut
grande, mais je fus immédiatement soulagé. Toutes
les douleurs disparurent sur-le-champ, et il s'établit
une douce *transpiration*. Cependant, vers le soir,

les symptômes fébriles menaçaient de reparaître ; j'eus recours au même moyen, qui fut encore suivi d'un bon effet. Je pris un peu de nourriture avec appétit, et pour la première fois j'eus une nuit entière de repos.

« 10.—Point de fièvre, mais sensation d'abattement aux cuisses et aux jambes ; je pris deux fois le bain froid.

« 11.—Disparution de tous les symptômes de la maladie ; mais, pour prévenir une récidive, je fis usage deux fois de l'affusion froide, et le rétablissement ne s'est point démenti. »

Les affusions ne furent donc commencées que le cinquième jour de la maladie, et après l'emploi infructueux des autres moyens. Comme on a pu le voir par les détails qui précèdent, le docteur Wright y a eu recours dans un but de réfrigération, et parce qu'il a ressenti de bons effets de l'impression de l'air froid. Cependant, son but n'a pas pu être atteint par le moyen qu'il avait employé ; l'action du froid a été trop passagère pour opérer une soustraction de calorique tant soit peu durable. Nous croyons donc que le résultat a été dû à une forte perturbation, à cette secousse dont il est question dans l'histoire de sa maladie, et après laquelle, une douce *transpiration* s'étant établie, l'amélioration dans l'état du malade n'a pas tardé à se manifester. Quoi qu'il en soit, les moyens dont il s'était servi ne sauraient peut-être pas convenir à toutes les organisations, aussi n'oserions-nous pas donner l'observation qui précède comme modèle du traitement hydriatrique. L'hydrothérapie moderne, quoique trop souvent accusée de rudesse, procède cependant avec beaucoup plus de circonspection. Sa manière d'agir est peut-être un peu plus lente, mais elle n'est pas moins souvent couronnée de succès. Elle a l'avantage de moins effrayer l'esprit du malade, et de ne point l'exposer à ces secousses dont on ne peut pas toujours calculer l'intensité.

OBSERVATION II.

Le 22 avril 1845, une jeune fille de 26 ans, brune, fortement constituée, attachée au service de l'Établissement de Pont-à-Mousson, est prise d'un malaise général avec lassitude des extrémités inférieures; elle est sans appétit et tourmentée d'une soif vive; dès le premier jour, sa faiblesse est telle, qu'elle est obligée de s'aliter. La nuit suivante, agitation et délire.

23.—La tête est brûlante, la face vultueuse, la peau sèche; le thermomètre, placé sous l'aisselle, marque 59° centigr. Le pouls est développé, il y a 100 pulsations à la minute. Les yeux sont étincelants, la langue rouge, sèche et pointue ; le ventre est tendu et un peu sensible à la pression dans la région iliaque droite.

La malade redoute le traitement hydriatrique, elle ne veut pas non plus se laisser pratiquer la saignée qui lui est proposée. Elle boit de l'eau fraîche avec avidité. Sa tête est recouverte de compresses froides fréquemment renouvelées ; une serviette mouillée lui entoure le ventre, et on la renouvelle toutes les demi-heures. Un demi-lavement avec de l'eau tiède est rendu sans résultat.

24. — L'état de la malade s'aggrave. Le pouls est à 120 ; la température de la peau dépasse 41° centigr. La malade entend difficilement ; ses réponses sont lentes et incomplètes. La nuit a été très-mauvaise. —Même traitement.

25. — Les lèvres sont brûlées ; les dents sales ; il y a eu une selle pendant la nuit, les matières rendues sont dures et noirâtres ; le ventre est rempli de gaz.

A six heures du matin on commence les enveloppements froids. Deux lits sont préparés ; sur chacun est étendue une couverture de laine, et puis un drap en toile trempé dans de l'eau à 13° centigr. et à moitié exprimé. La malade, placée toute nue sur ce drap, en est exactement enveloppée depuis les pieds jusqu'au cou ; on en fait autant avec la couverture de laine, par-dessus laquelle on place un duvet. Au bout d'une demi-heure, on débarrasse la malade de ses enveloppes, et on la place sur le second lit, où elle subit un nouvel enveloppement· Cette opération est ainsi répétée huit fois de suite, et elle dure environ une demi-heure chaque fois. Pendant tout ce temps, les compresses froides sont maintenues sur la tête. Les premiers enveloppe-ments sont accompagnés d'un peu de saisissement, dans lequel la peur joue le plus grand rôle ; mais le calme revient très-promptement, et avec lui un bien-être très-prononcé ; la figure de la malade pâlit, son pouls descend d'abord à 100, et puis à 88. Toutefois, à mesure que l'enveloppe s'échauffe, les symptômes fébriles reparaissent peu à peu ; mais la durée de l'amélioration croît avec le nombre des enveloppements. Dans le dernier drap, la malade s'échauffe difficilement. On l'en fait sortir un peu plus tôt à cause d'un besoin pressant. La peau est alors à 36°, le pouls à 88 ; les yeux sont bons ; les réponses promptes et nettes. On maintient pen-dant le reste de la journée la ceinture mouillée, que l'on renouvelle toutes les deux heures. Com-presses sur le front ; demi-lavement à 22° ; diète, eau pour boisson.

26. — Le mieux se soutient ; cependant, il n'est pas ce qu'il était la veille après le dernier enve-loppement. La malade a encore passé une mauvaise nuit. Le pouls est à 92 ; la température de la peau

à près de 40°. Il y a encore un peu de stupeur.
Il y a eu depuis la veille au soir trois selles liquides et un léger épistaxis. Les pieds sont froids,
la peau est encore sèche.

On pratique dans la matinée quatre enveloppements ; mais le drap mouillé n'entoure que le tronc :
les jambes, jusqu'aux genoux, sont laissées libres
à cause du froid aux pieds. La couverture et le duvet
recouvrent tout le corps. Ces enveloppements sont
renouvelés aussitôt que la chaleur s'établit. Le dernier enveloppement dure environ une heure, pendant laquelle la malade dort d'un sommeil tranquille. Remise dans son lit, elle se rendort de nouveau, et se réveille au bout d'une demi-heure,
trempée de sueur. Dans l'après-midi, trois enveloppements sont pratiqués. Après le dernier, la
malade est fortement frictionnée par tout le corps
avec des serviettes trempées dans l'eau à 15° ; bien
essuyée et replacée au lit, elle prend avec plaisir
une tasse de bouillon gras. La ceinture mouillée
est maintenue comme la veille, ainsi que les compresses de la tête. Demi-lavement. Dans la soirée, le
pouls est à 88, la température du corps est de 38°.

27. — La nuit a été bonne. Le sommeil n'a été
interrompu que deux ou trois fois pour uriner. Il
y a eu une selle liquide. La langue est humide ; le
pouls et la chaleur comme la veille ; la peau de la
face est farineuse, surtout autour du nez ; le ventre
est souple, indolent. La malade demande à manger.

On fait deux enveloppements, le premier de trois quarts d'heure, le second deux fois aussi long. Dans ce dernier, la malade commence à transpirer. La transpiration continue au lit. Elle prend une tasse de lait avec un peu de pain. — Même traitement dans l'après-midi : Un potage ; demi-lavement le soir. Les applications locales sont supprimées.

28, 29. — **Deux** enveloppements d'une heure chacun. On satisfait progressivement l'appétit de la malade.—Le 29, elle reste levée une grande partie de la journée.—Le 30, elle peut descendre au jardin. Les jours suivants, ses forces reviennent promptement.—Le 4 mai, elle reprend son service.

OBSERVATION III.

Une jeune femme de 30 ans, attachée en qualité de femme de chambre à une famille qui passait l'été de 1845 à l'établissement de Pont-à-Mousson, tombe malade dans les derniers jours du mois de juillet. Elle est habituellement d'une bonne santé, quoique maigre et d'une constitution en apparence délicate. Sa peau est foncée en couleur, les cheveux et les yeux noirs, et tout son ensemble présente les caractères du tempérament bilieux.

Sa maladie débute par un malaise général et des frissons intenses, qui alternent avec une chaleur brûlante. Une céphalalgie violente occupe la région frontale ; la soif est inextinguible ; dégoût pour toute espèce d'aliments ; insomnie ; inquiétude générale ; abattement moral et physique.

La lassitude devient bientôt extrême. La malade, dans l'espace de trois jours, perd complètement ses forces. Elle est obligée de garder le lit dès le lendemain de l'invasion du mal. Je ne suis prévenu que le troisième jour. Je la trouve dévorée par une fièvre ardente ; la face est d'un rouge foncé sur les pommettes ; coloration jaune de l'ovale inférieur ; même teinte des sclérotiques. La bouche est amère ; l'intérieur des joues et les gencives sont parsemés d'aphtes ; la langue est sèche, rouge à la pointe, couverte d'un enduit jaunâtre à la base ; envie de vomir avec douleurs gastriques. Cependant point de vomissements, malgré des efforts réitérés et malgré l'ingestion d'une grande quantité d'eau tiède. La peau est sèche et très-chaude au toucher, elle est le siége de picotements incommodes et de vives démangeaisons. Toutefois, le thermomètre placé sous l'aisselle ne s'élève pas au-dessus de 39° cent. Le pouls est à 100 ; le ventre est affaissé, sensible à la pression dans la région épigastrique et hépatique. La percussion et la palpation n'apprennent rien du côté du foie ni de la rate. Il existe une sonorité tympanique dans la région hypogastrique. La constipation dure depuis plusieurs jours ; la respiration est fréquente ; l'haleine est chaude et fétide ; les extrémités inférieures sont le siége de mouvements involontaires. Il existe à la fesse droite une douleur obtuse, sans aucun changement apparent à l'extérieur.

Le 21 juillet, à dix heures du matin, on pratique trois enveloppements dans le drap mouillé. Chaque drap est trempé dans de l'eau à 18° cent., et fortement exprimé. Les deux premiers enveloppements durent une demi-heure chacun. La température de la peau s'abaisse rapidement et reste fraîche pendant ce temps ; le pouls descend jusqu'à 80 pulsations à la minute. Dans le troisième enveloppement, que l'on prolonge pendant cinq quarts d'heure, la malade se réchauffe avec un peu plus de difficulté ; cependant elle y parvient. En sortant, sa peau est à 40°, douce au toucher ; le pouls à 92. Une lotion générale avec de l'eau à 16° est aussitôt pratiquée, et la malade est remise au lit.

A deux heures de l'après-midi, la malade se trouve soulagée ; sa peau est moite, sa soif moins vive ; le pouls est à 92 ; la figure moins colorée ; la tête dégagée ; l'abattement a beaucoup diminué. La tendance à la transpiration m'engage à faire augmenter le nombre de couvertures, et à m'abstenir de toute espèce de moyens, excepté les applications froides sur la tête, qui sont continuées sans cesse.

A six heures, point de transpiration ; le malaise est revenu ; la céphalalgie est plus intense ; agitation ; le regard est un peu égaré, la parole difficile. Deux enveloppements pareils aux précédents, en ayant soin de moins exprimer le drap. Dans le premier, la malade reste jusqu'à sept heures ; dans le second, jusqu'à huit heures un quart. A ce moment, elle est lotionnée avec de l'eau à 16° cent. Un demi-lavement à 22° est administré ; on entoure le ventre d'une ceinture mouillée, recouverte d'un linge sec, que l'on renouvelle toutes les trois heures.

La malade dort bien la nuit. A trois heures du matin, elle a une selle très-abondante ; les matières rendues sont à demi-liquides et d'une fétidité extrême. L'urine, qui était très-rare jusqu'à présent, commence à couler assez abondamment : elle est foncée, trouble, et colore en rouge le fond du vase.

Le 22, à sept heures du matin, je la trouve calme, se disant beaucoup mieux que la veille. La céphalalgie a disparu ; le ventre n'est plus sensible, il est mou et déprimé ; ses parois présentent au toucher une température sensiblement plus élevée que celle du reste du corps. Cependant, le thermomètre n'indique qu'une différence tout à fait minime, comparativement à l'aisselle. Cela tiendrait-il à la manière dont la boule de mercure se trouve entourée dans ces deux régions ? Sous l'aisselle, elle est enveloppée de toutes parts par la peau du malade, tandis qu'elle ne la touche que d'un côté lorsqu'on mesure la chaleur des régions abdominales. Quoi qu'il en soit, la malade est soumise à l'usage du bain de siége dans de l'eau à 20° ; les cuisses, le bassin et le ventre, jusqu'à l'ombilic, sont ainsi soumis à un abaissement de température, et exposés à l'action du froid pendant une demi-heure. Pendant toute la durée du bain, la malade est couverte suffisamment partout, et conserve sur la tête des compresses mouillées, qu'on renouvelle sans cesse. Essuyée avec soin, elle est remise au lit, et on lui administre un demi-lavement également à 20°. Le pouls, qui était à 92 avant le bain et le lavement, descend à 88. Mais, à onze heures, il se relève de nouveau et présente 96 pulsations. Il y a de l'inquiétude, du malaise ; la chaleur générale est plus intense. On a recours aux enveloppements dans les draps mouillés, que l'on renouvelle trois fois, en laissant durer chacun une demi-heure seulement. Une forte lotion avec frictions de toute la peau est pratiquée après le dernier enveloppement.

Dans la soirée, l'amélioration est sensible. Il n'y a plus de douleur nulle part, excepté cependant cette douleur à la fesse droite, qui est encore réveillée parfois lorsque la malade veut changer de position. Le soir et la nuit, quatre selles liquides, jaunes et fétides. L'urine est chargée.

Le 23, à cinq heures du matin, malaise et agitation, chaleur excessive, soif plus vive ; mais vers six heures, le calme, revient précédé d'une abondante transpiration qui répand dans la chambre une odeur acide très-prononcée. A neuf heures, la transpiration n'a pas encore cessé, mais elle est beaucoup moindre. On pratique une lotion, et on remet la malade au lit, où elle dort sans interruption jusqu'à une heure. En se réveillant, elle trouve fort agréable l'odeur du potage qu'on avait apporté à la garde qui se trouve près d'elle. Elle en prend plusieurs cuillerées avec plaisir, se plaignant cependant de la douleur qu'occasionne le passage du liquide chaud dans l'intérieur de la bouche, à cause des aphtes qui ne sont pas encore cicatrisés.

A quatre heures de l'après-midi, la chaleur étant un peu revenue, on pratique un enveloppement qu'on laisse durer pendant une heure, et qu'on fait suivre d'une lotion. Le soir un lavement. On supprime pour la nuit la ceinture abdominale.

Le 24, mieux remarquable ; désir de manger ; chaleur très-modérée, et cependant le pouls conserve encore de la fréquence : il est à 92. La peau du ventre est couverte de plusieurs taches lenticulaires, semblables en tout à celles que l'on décrit sous le nom de taches typhoïdes. J'en compte huit sur la paroi antérieure de l'abdomen. La langue est bonne, à l'exception de deux ou trois petits aphtes imperceptibles. Il existe autour des lèvres plusieurs boutons rouges et douloureux.

Lotions matin et soir ; demi-lavements ; deux bouillons coupés.

Le 25, le mieux fait des progrès. Quelques-unes

des taches abdominales ont disparu. Les boutons labiaux commencent à se couvrir de croûtes. Même traitement que la veille ; de plus, un œuf frais avec plusieurs mouillettes.

Le 26, apparition des règles ; mieux confirmé ; suspension de tout traitement. A partir de ce moment, les forces reviennent promptement. La convalescence n'est troublée par aucun accident. L'alimentation se fait parfaitement. Le 31 juillet, la malade est rendue à ses occupations.

OBSERVATION IV.

Une jeune dame, âgée de 31 ans, blonde, d'un tempérament lymphatique, mais d'une bonne santé ordinairement, passe près de deux ans à prodiguer des soins extrêmement fatigants à son fils atteint d'une maladie grave (carrie vertébrale). Dans les derniers jours de l'existence de son pauvre enfant, la mère ne quitte plus le chevet de son lit, elle y passe ses journées et ses nuits, en proie à la plus cruelle inquiétude, luttant à la fois contre l'abattement physique et moral, et n'osant même pas s'abandonner à l'explosion de son chagrin, pour ne point augmenter la peine de sa famille. Enfin arrive le moment fatal : le courage de la pauvre mère grandit avec l'évidence du danger, elle paraît calme en face de ceux qui lui restent encore et dont la santé a besoin d'être ménagée. Elle remplit elle-même, avec une admirable résignation, les tristes devoirs qui précèdent et préparent la séparation éternelle. Peu de jours après, notre malade commence à faiblir; ses forces physiques, soutenues pendant si longtemps sous l'empire de son âme courageuse, l'abandonnent. Elle s'affaisse, en quelque sorte; une fièvre ardente la dévore pendant le jour, le délire ne la quitte pas la nuit. Elle est obligée de s'avouer vaincue par la douleur, et de réclamer l'intervention du médecin.

Je vois la malade pour la première fois le 12 janvier 1846. Elle avait été tourmentée la veille par des alternatives continuelles de chaud et de froid, et une céphalalgie sus-orbitaire des plus intenses. La nuit a été très-agitée. Couchant dans une chambre très-fraîche, elle ne pouvait supporter le poids d'une couverture, tant sa peau était brûlante. Sur les cinq heures du matin, elle s'est trouvée inondée de sueur, qui n'avait pas encore cessé à mon arrivée. Sa figure est rouge, ses yeux étincelants; la langue pointue, sèche et rouge; l'haleine fétide; la respiration très-fréquente et pénible; il y a 120 pulsations à la minute. Le ventre est souple et indolent; la constipation dure depuis plusieurs jours. Incohérence dans les idées; taciturnité, et un peu de stupeur.

La transpiration, qui s'est manifestée spontanément, m'engage à la respecter. Je m'abstiens donc de tout moyen actif. On applique sur le front des compresses froides, que l'on change aussitôt qu'elles commencent à s'échauffer. La malade boit beaucoup.

Dans l'après-midi, un lavement tiède est administré et ne produit aucun effet. Le soir, même état; l'agitation est plus grande encore.

Le 13, même état. La malade a déliré toute la nuit; la peau est sèche et plus chaude que la veille; le regard égaré. On obtient difficilement les réponses aux questions qu'on lui adresse. Le ventre est un peu ballonné; en le palpant, on perçoit beaucoup de gargouillement. Il y a des renvois fétides par le haut. De temps en temps, crampes douloureuses dans les jambes.

Enveloppements dans les draps mouillés, renouvelés aussitôt que la chaleur reparaît et que la figure commence à se colorer. Pendant tout le temps que durent les enveloppements, une ceinture humide entoure l'abdomen, et les compresses réfrigérantes sont maintenues sur la tête.

Depuis neuf heures du matin jusqu'à deux heures de l'après-midi, on n'a pas cessé les enveloppements, qui ont été changés six fois dans cet espace de temps. Dans le troisième drap, le pouls était déjà à 96; dans l'avant-dernier, il est descendu à 88; et, dans le sixième, il ne battait pas plus de 80 fois par minute. La malade a dormi d'un bon sommeil, pendant environ une heure, dans le dernier enveloppement. Au moment d'en sortir, elle a la peau moite et disposée à la transpiration; cependant, l'enveloppement ne peut pas être prolongé, car un besoin pressant d'uriner oblige de le cesser. (L'urine rendue est pâle et peu abondante.) Remise au lit sans être lotionnée, elle ne tarde pas à être couverte d'une abondante sueur, qui ne cesse que vers sept heures du soir, après avoir trempé le linge et les couvertures de la malade. A ce moment, celle-ci est changée de lit et de linge. Sa faiblesse est telle, qu'elle perd presque connaissance pour être restée un instant sur son séant pendant qu'on l'habillait. Un demi-lavement avec de l'eau tempérée, administré à huit heures, est rendu une demi-heure après avec une grande quantité de matières dures, noires, présentant la forme de boules.

Peu de temps après, la malade s'endort dans un calme parfait; mais, vers minuit, exacerbation de tous les symptômes, chaleur excessive, agitation, délire.

Le 14, à quatre heures du matin, on est obligé de recommencer les enveloppements. Depuis ce moment jusqu'à dix heures, on renouvelle les draps huit fois. Les résultats sont en tout semblables à ceux de la veille. La malade passe une excellente journée. Sa peau est douce au toucher: la langue humide; l'haleine pure; le pouls régulier, calme, à 80; la soif modérée; l'appétit nul; les yeux bons; les idées nettes. Elle s'endort à huit heures du soir et repose jusqu'à onze heures. A ce moment, réveil en sursaut, agitation, sentiment de brûlure et de cuisson sur toute la peau, paroles incohérentes.

Le 15, je la vois à trois heures et demie du matin, elle est plongée dans une somnolence continuelle, à peine la tire-t-on de cet état, en insistant sur quelques questions qu'on lui adresse, qu'elle y retombe aussitôt. Le pouls est à 100 ; la peau brûlante. Il y a eu dans la nuit une selle involontaire ; les matières sont verdâtres et contiennent des flocons albumineux. Quelques instants avant mon arrivée, le nez a saigné légèrement.

On recommence les enveloppements, que l'on renouvelle toutes les heures. On emploie l'eau sortant directement du puits, et pouvant avoir de 8 à 10° cent., plutôt moins que plus. On persiste dans les applications abdominales, qui sont laissées en place pendant les trois enveloppements. A sept heures, la malade est lotionnée à grande eau. Essuyée avec soin, elle est remise au lit et reçoit un lavement d'eau simple à 22°. Elle se trouve assez bien le reste de la journée. A deux heures, les pommettes se colorent outre mesure, il y existe un sentiment de chaleur brûlante ; cependant la peau, en général, est bonne, il n'y a point de signes d'exacerbation fébrile. Malgré cela, on réitère les enveloppements au nombre de deux, une heure chaque fois. Dans la soirée, la malade mouche du sang à plusieurs reprises ; mais, à part cela, elle est calme, se trouve bien, et passe une nuit tranquille. Point de selle depuis vingt-quatre heures.

Le 16, mieux prononcé. Le pouls à 88, le regard bon, les réponses promptes et justes. La malade commence à s'enquérir pour la première fois de ce qui se passe dans son ménage. Point d'appétit ni de soif; désir de repos en fait de traitement. Craignant le retour des accidents, on ne cède pas aux instances de la malade; on fait deux enveloppements le matin, un le soir; chaque fois une lotion. A deux heures de l'après-midi, comme la veille, coloration insolite des pommettes, cette fois-ci accompagnée d'inquiétude.

Le 17, l'amélioration fait des progrès. Même traitement; de plus, deux lavements dans la matinée, à cause de la persistance de la constipation. A deux heures, comme les deux jours précédents, rougeur des pommettes et un léger frisson, remarquée sans doute parce que j'ai eu soin d'attirer sur ce point l'attention de la malade et des assistants. Depuis deux jours, la malade se plaint d'éprouver un très-mauvais goût à la bouche.

Le 18, la constipation persiste. Mauvais goût à la bouche; exacerbation avec rougeur de la face à deux heures de l'après-midi, comme les jours précédents. Du reste, état général très-satisfaisant. Même traitement hydrothérapique que la veille et l'avant-veille. Un lavement avec une infusion de follicules de séné. Ce lavement provoque deux garde-robes extrêmement abondantes, à demi liquides d'abord, puis tout à fait liquides, d'une couleur foncée, contenant de petits grumeaux durs et de petites parcelles membraneuses, et d'une fétidité insupportable.

Le 19, mieux sensible. Un peu d'appétit; mais à peine la malade prend-elle quelques cuillerées de bouillon, qu'elle s'en trouve dégoûtée. Un enveloppement le matin et une lotion seulement le soir. Un lavement froid simple. Une selle moins abondante, mais du reste pareille à celles de la veille.

Le 20, la malade se sent moins bien disposée. Les phénomènes fébriles font cependant défaut. Il existe seulement une grande fétidité d'haleine et un goût insupportable à la bouche. Le ventre est empâté, la percussion permet de constater qu'il est rempli de matières. Je me décide à administrer deux verrées d'eau de Sedlitz. Toutefois, la malade est lotionnée matin et soir. Dans l'après-midi, la rougeur des pommettes se manifeste de nouveau, mais sans aucun phénomène concomitant. Le purgatif provoque plusieurs garde-robes très-abondantes et fétides.

Le 21, la malade achève sa bouteille d'eau de Sedlitz. Elle va mieux; plusieurs selles; un peu d'appétit.

Le 22, la nuit a été parfaite, la malade ne s'est pas réveillée une seule fois. Lotions matin et soir; bouillon; lait.

Les 23, 24, 25, la convalescence fait des progrès. Il existe quelques rougeurs au sacrum, que l'on recouvre d'un peu de diachylon. Tous les jours l'alimentation est un peu plus abondante.

Le 26, la malade se lève pour la première fois. Elle peut rester pendant trois quarts d'heure dans son fauteuil. Ses forces se rétablissent promptement ; son appétit devient très-grand. Au bout de cinq jours elle peut se promener dans sa chambre. Pendant la convalescence, la rougeur des pommettes revenait encore journellement, et parfois était accompagnée d'un léger frisson. J'ai cru devoir, à cause de cette périodicité, recourir au quinquina ; la malade a pris pendant trois jours plusieurs cuillerées, tous les matins, d'une décoction de quinquina avec sirop de gentiane. Cependant, les symptômes qui m'ont fait employer ce médicament n'ont cédé que lorsque la malade a commencé à rester levée toute la journée et à agir.

OBSERVATION V.

Un jeune garçon de 12 ans, ayant les chairs molles, la peau blanche, et tous les signes d'un tempérament lymphatique, quoique robuste en apparence et d'une force au dessus de son âge, se trouva atteint de la fièvre typhoïde, survenue sous l'influence de causes qui autoriseraient à admettre la contagion dans cette maladie. Après avoir été languissant pendant quelque temps, il se trouve un jour bien plus faible et plus abattu que de coutume ; il a la langue sale, la peau chaude, le pouls fort et accéléré ; depuis plusieurs jours il n'a pas été à la garde-robe. Les lavements qu'on lui administre restant sans effet, on a recours au calomel, à la dose de 50 centigrammes en quatre prises ; ce médicament procure quatre selles liquides et occasionne des vomissements bilieux.

Le 13 février, lendemain de l'administration du purgatif, la fièvre est plus forte, il y a 120 pulsations ; la langue est chargée au milieu et rouge à la pointe, la peau est brûlante ; diète, bouillon de veau.

La nuit suivante, il y a du délire ; l'enfant récite continuellement ses leçons latines et allemandes ; il est agité et pousse de temps en temps des cris aigus.

Le 14 au matin, la stupeur est prononcée, les dents et la langue sont couvertes d'un enduit fuligineux ; la tête est brûlante, la figure écarlarte ; le pouls comme la veille, à 120 ; le ventre est ballonné et sensible dans le flanc gauche. Quatre draps mouillés, d'une demi-heure chacun ; lotions ; compresses abdominales fortement trempées et renouvelées toutes les heures ; mêmes applications sur le front, changées à chaque instant ; diète ; deux carafes d'eau dans le courant de la journée. Le soir, deux enveloppements suivis d'une lotion ; un demi-lavement froid.

Le 15, la nuit a été moins mauvaise, cependant il y a eu encore un peu de délire ; du reste, le matin l'enfant est à peu près dans le même état que la veille ; seulement, au lieu d'être agité, il est

plongé dans une somnolence continuelle. Huit draps
mouillés le matin, trois le soir, deux lotions, un
demi-lavement; diète, eau pour boisson.

Le 16, il y a un peu de mieux; le pouls est à 100,
le regard est bon; le malade a dormi une partie
de la nuit. Même traitement que la veille; de plus,
un lavement purgatif, les lavements des jours précédents n'ayant pas fait d'effet.

Le 17, l'amélioration est plus remarquable encore;
la peau est moins chaude, le ventre est souple; il
y a eu trois selles liquides dans la nuit. Sept draps
le matin, suivis d'une lotion. Le malade désire du
bouillon, on lui en donne quelques cuillerées. Dans
l'après-midi survient une abondante transpiration,
elle dure environ pendant trois heures; au bout
de ce temps, le malade a mouillé ses draps et son
matelas, on le lotionne et on le remet au lit.

Le 18, le malade a dormi presque toute la nuit,
aussi se trouve-t-il beaucoup mieux le matin et
commence à avoir de l'appétit. Je constate pour la
première fois l'existence de plusieurs taches typhoïdes
sur le ventre, qui du reste est souple et complètement indolore. Deux draps le matin et autant le
soir, deux lotions, une tasse de lait au milieu de la
journée; il y a un peu de dévoiement dans la soirée.

Le 19, le pouls est à 92; la peau est bonne; la
langue encore sale, mais l'enduit fuligineux com-

mence à disparaître. On supprime les enveloppements et on se borne aux lotions matin et soir ; on donne du lait, du bouillon et quelques pruneaux. Point de selles.

Le 20, même état ; la langue est encore sale ; on administre une demi-bouteille d'eau de Sedlitz, qui occasionne dix selles liquides.

La nuit suivante a été un peu agitée. Le 21 au matin, il y a 100 pulsations ; la peau est plus chaude que la veille, le ventre est affaissé ; les taches ont disparu. Aucun traitement.

Le 22, mieux ; le pouls à 92 ; appétit, langue bonne, peau douce et fraîche. La ceinture qui a été supprimée hier et avant-hier est reprise, mais on ne la change que trois fois dans la journée. Le soir, il y a un peu d'exacerbation ; on fait deux enveloppements d'une heure chacun. Le malade a mangé dans sa journée deux petits bouillons et un peu de blanc de volaille.

Le 23, mieux ; une lotion matin et soir ; bouillon, côtelettes, pruneaux ; une selle moulée.

Le 24, le malade se lève pendant une demi-heure. A partir de ce jour, il ne survient rien de nouveau, la convalescence marche avec rapidité.

Outre les observations que je viens de rapporter, j'en possède plusieurs autres, offrant avec celles qui précèdent beaucoup d'analogie, autant sous le rapport des phénomènes morbides, que sous celui des résultats obtenus par la médication hydriatrique, je puis donc les passer sous silence, sans nuire en rien à la valeur de la thèse dont je cherche à faire comprendre l'importance. Mon but, en effet, n'est pas de faire prévaloir dans tous les cas le traitement hydrothérapique sur ceux de la pratique ordinaire, mais de démontrer que ce traitement n'est ni *inutile* ni *dangereux*, comme l'ont naguère prétendu quelques médecins ; et qu'au contraire il mérite d'être connu et essayé, puisque sa supériorité dans quelques cas ne peut pas être contestée.

Je dois cependant, pour ne rien négliger de ce que j'ai eu l'occasion d'observer, je dois, dis-je, mentionner deux faits dans lesquels l'hydrothérapie est restée sans effet. Ces faits se rapportent tous les deux à de très-jeunes enfants. Le premier concerne un garçon de 18 mois auprès duquel je fus appelé peu de temps avant la terminaison fatale. D'après ce qui m'a été raconté, la maladie avait présenté au début tous les signes d'une phlogose des méninges. Plusieurs applications de sangsues, des frictions mercurielles, le calomel à l'intérieur, les sinapismes et les vésicatoires, avaient été employés sans succès. Dans leur désespoir, les parents voulurent s'attacher à une nouvelle chance de salut, et malgré l'évidente impossibilité de sauver le petit malade, je n'ai pu me refuser de tenter l'application des moyens hydrothérapiques. Il ne s'agissait plus ici de combattre l'excès du calorique, la température de l'enfant étant au-dessous de la normale ; aussi, c'est à la méthode excitante que j'ai dû recourir. Des frictions dans un demi-bain, des enveloppements prolongés, pour obtenir un peu de réaction à l'extérieur, constituèrent la base de la médication. Pendant quelques instants, la peau de l'enfant semblait vouloir fonctionner, elle était devenue chaude et moite, mais il ne nous a pas été permis de nous bercer longtemps de cette trompeuse espérance ; quarante-huit heures après ma première visite le petit malade avait cessé de vivre.

Le second enfant, plus jeune encore que celui dont il vient d'être question, présentait, outre les symptômes d'une péritonite (qui régnait alors parmi les enfants de notre ville d'une manière épidémique), des signes physiques d'une bronchite capillaire occupant le sommet du poumon gauche. Appelé par les parents, de concert avec leur médecin habituel, nous avions employé, pendant les trois jours qu'avait duré la maladie, tous les moyens auxquels on a recours en pareilles circonstances. Les phénomènes dont je viens de signaler l'existence du côté des voies de l'air, m'avaient empêché de proposer le traitement hydriatrique. Cependant, vers la fin du troisième jour de la maladie, l'enfant fut à la dernière extrémité. Telle était l'opinion de mon confrère, tel était aussi mon avis. Dans cette occurrence,

et sans aucun égard pour l'intérêt de l'hydrothérapie, j'en ai tenté l'application. L'enfant, fortement
frictionné avec une éponge humide, fut aussitôt enveloppé dans une serviette mouillée et bien expri-
mée. Après une heure d'attente, la réaction n'eut
pas lieu ; le dos et les fesses s'étaient un peu ré-
chauffés, mais toutes les autres parties du corps res-
tèrent froides. On continua l'enveloppement pendant
une demi-heure encore, après laquelle arriva la terminaison fatale.

Je mentionne ici ces deux faits, bien plus par
respect pour la vérité, qu'à cause de l'importance
qu'on pourrait y attacher. Ils ne peuvent pas, ce me
semble, figurer au nombre de ceux qui doivent servir
de base à l'appréciation du traitement. Dans les deux
cas, le succès n'était pas possible, et la médication
était employée bien plus par acquit de conscience,
que dans l'espérance de réussite. Quelle que soit,
en effet, la puissance de l'hydrothérapie contre les
maladies fébriles, personne ne peut prétendre qu'elle
réussisse toujours et qu'elle fasse l'impossible.

Cependant on l'a vue quelquefois produire des résultats surprenants et tout à fait inespérés. Je pourrais
rapporter à l'appui de cette assertion des observations
recueillies avec tous les soins désirables par plusieurs
médecins allemands, et publiées dans un écrit pério-
dique qui paraissait il y a peu de temps en Allemagne,
sous le titre de *Archives de l'Hydriatrie*. Au nombre
de ces cas, on en trouve plusieurs dans lesquels le

traitement n'a été commencé qu'au moment où la terminaison fatale semblait inévitable, et dans lesquels cependant le succès a été complet. Dans les cas de cette nature, et lorsqu'il n'est plus question des phénomènes qui, au début des maladies fébriles, se manifestent d'une manière spéciale, lorsque les symptômes morbides annoncent le déclin de la vitalité, bien plus que son excès, le traitement, tel que nous l'avons décrit, ne saurait plus suffire. Il faut alors faire intervenir tout l'appareil d'une énergique excitation, pour raviver la dernière étincelle de l'existence. Nous ne saurions en donner un exemple plus concluant qu'en reproduisant ici en abrégé l'intéressante observation recueillie par M. le docteur Scoutetten. Nous lui accordons la préférence sur un certain nombre de pareilles, autant par égard pour l'habileté bien connue de son auteur, que parce que le malade qui en est le sujet a été vu par un grand nombre de témoins, puisqu'il a été traité dans un des plus importants hôpitaux de France, en présence d'un personnel composé d'élèves, de médecins et de professeurs.

OBSERVATION VI.

*Fièvre typhoïde au plus haut degré ; traitement ha-
bituel pendant cinq jours ; aggravation des accidents ; application du traitement hydriatrique ; ces-
sation prompte des symptômes graves ; deux crises ;
guérison complète.*

Un jeune soldat de 22 ans, appartenant au 69ᵉ ré-
giment de ligne, entre, au mois d'octobre 1842, à
l'hôpital militaire de Strasbourg, pour y être traité
d'un rhumatisme articulaire aigu. Un traitement antiphlogistique énergique fait promptement justice de
la maladie ; mais le malade, qui touchait déjà au
terme de son séjour à l'hôpital, est pris d'accidents
gastriques qui, s'aggravant peu à peu, donnent lieu
au développement d'une fièvre typhoïde fort dange-
reuse.

A partir du 4 novembre, époque à laquelle la maladie typhoïde était déjà parfaitement caractérisée,
jusqu'au 9, l'état du malade empirait continuellement. Il était alors dans la position suivante : yeux
fortement injectés ; langue très-sèche, brune ; dents
fuligineuses, encroûtées ; somnolence continuelle
avec rêvasserie ; réponses incohérentes et tardives ;
ventre ballonné ; diarrhée abondante, les matières
expulsées sont verdâtres et très-fétides ; peau très-

4

chaude et fort sèche sur le ventre, la poitrine et la tête ; celle du crâne et des joues est bleuâtre ; les mains et les jambes violettes, ecchymosées et d'un froid glacial. Le pouls excessivement fréquent ; le mouvement du cœur tumultueux ; la respiration très-courte et très-fréquente.

« Malgré la gravité d'un état morbide qui semblait annoncer une fin prochaine, dit M. S..., je me décidai à recourir aux moyens hydrothérapiques, convaincu que j'étais, ainsi que plusieurs médecins qui m'environnaient, que les ressources ordinaires de la médecine seraient impuissantes. »

Le traitement a été commencé par un demi-bain d'eau fraîche à 14° centigr. Le malade avait de l'eau jusqu'à l'ombilic, et trois infirmiers lui frottèrent pendant un quart d'heure les membres, le ventre et le dos. Retiré de l'eau, le malade fut placé sur son lit, où on avait étendu préalablement deux couvertures de laine et un drap en toile. Une ceinture humide fut placée sur le ventre. Le malade, essuyé avec le drap, en fut aussitôt enveloppé, ainsi que de deux couvertures de laine. Indifférent à tout ce que l'on faisait de lui, il eut peu de temps après l'enveloppement un frisson général avec tremblement de la mâchoire inférieure : tout cela pendant environ un quart d'heure. La peau du ventre, de la poitrine et du dos avait rougi sous l'influence du bain et des frictions, mais celle des extrémités était restée froide et violacée.

Dans le courant de la journée, les accidents n'avaient pas diminué ; on est revenu au même traitement dans l'après-midi. Un demi-lavement à 12° fut administré, et le malade but toutes les 10 minutes une gorgée de tisane commune, à cause de la mauvaise qualité de l'eau de Strasbourg.

La nuit fut calme. Le lendemain, il y avait un mieux notable. Le traitement de la veille est recommencé, et au milieu du jour son état est encore meilleur ; sa langue s'humecte, il commence à prononcer quelques mots. On pratique dans l'après-midi un enveloppement dans le drap mouillé, que l'on renouvelle à six heures et demie du soir, à cause du retour momentané des accidents.

Le 11, amélioration très-marquée : le malade répond aux questions ; ses jambes sont réchauffées ; les déjections alvines sont moins abondantes. Demi-lavement, demi-bain avec friction ; enveloppement.

Le 12, l'amélioration fait des progrès ; mais la peau du ventre restant toujours très-chaude, on prescrit un bain de siége à 14° pendant vingt-cinq minutes. Ce moyen est répété le soir.

A onze heures de la nuit, le malade éprouve une agitation très-grande ; une heure après, il commence à suer sur la poitrine ; un peu plus tard, la sueur est générale, de grosses gouttes coulent sur le front et les joues : c'était une crise qui venait d'éclater, elle dura jusqu'à trois heures du matin, les couvertures et le matelas furent imprégnés de sueur. Il est à remarquer que, malgré cette perte considérable de fluide, les urines coulèrent aussi très-abondamment.

Le 13, à quatre heures du matin, enveloppement dans le drap mouillé. Plus tard, quatre lavements à trois heures d'intervalle ; ceinture abdominale ; boisson fréquente. Celle-ci et les lavements furent donnés dans le but de réintroduire promptement des liquides dans l'économie. Plusieurs vésicules transparentes, contenant un liquide grisâtre, entourées d'une auréole rougeâtre, apparaissent sur les jambes.

Le 14, l'amélioration est complète, la convalescence commence. On continue le traitement, mais avec beaucoup moins d'énergie. Le malade mange et digère parfaitement une panade au beurre, et il demande de nouveaux aliments.

Le 15 et le 16, suspension du traitement. Le 17, le pouls s'élève un peu, on reprend le bain de siége et les lavements froids. Les places où étaient les vésicules se changent en escarres. Il arrive outre cela deux gros furoncles aux poignets. Cependant, aucun accident n'a entravé le convalescence. Le malade a été parfaitement bien portant le 15, et il a quitté l'hôpital le 24.

––––––––

Voilà, je le crois, un nombre suffisant de faits

qui parlent en faveur de l'hydrothérapie. L'importance de ces faits me paraît d'autant moins contestable qu'ils appartiennent tous à des maladies dans
lesquelles notre thérapeutique habituelle est loin d'être
parfaite, et dans la connaissance desquelles il nous
reste encore beaucoup à acquérir. En exposant la
manière dont l'influence du traitement peut être
envisagée dans les cas qui viennent de nous occuper,
je n'ai pas eu la prétention de dire le dernier mot
de la science à cet égard. Il aurait fallu, pour cela,
savoir bien des choses que la médecine ignore en
grande partie. Nous ne connaissons pas, en effet,
ni l'essence des maladies fébriles, ni l'origine de
certains phénomènes qui les accompagnent, ni même
la filiation pathogénique de ces phénomènes. A
chaque instant la nature déjoue nos prévisions et
met au néant les principes thérapeutiques lentement
acquis par l'observation de tant de siècles ; à tel
point que lorsqu'on nous met en présence d'une
fièvre au début, il ne nous est pas possible de dire
au juste quels en seront la marche, le développement ou la terminaison. La plupart du temps nous
attendons que la maladie prenne une forme déterminée, et lorsque celle-ci s'est déclarée, nous combattons les phénomènes morbides apparents sans jamais
pouvoir nous adresser à l'ennemi invisible qui leur
donne naissance. Nous faisons d'abord la médecine
expectante, et plus tard la médecine des symptômes.
Si le sujet est jeune et robuste, et que la maladie nous
apparaisse avec les caractères hypersthéniques, nous
cherchons à débiliter le malade, nous appauvrissons sa

constitution par les évacuations de toute espèce. Comment se fait-il cependant, que ce même individu, qui vingt-quatre heures auparavant vivait en paix avec son sang et sa bile, se trouve subitement dans la nécessité de perdre une grande quantité de l'un et de l'autre de ces liquides? Du moins, nous semblons le supposer, en saignant et ressaignant, en purgeant et faisant vomir notre malade, il nous arrive souvent, il est vrai, de nous rendre, de cette façon, maître de l'ennemi que nous avions à combattre; mais, si nous sommes de bonne foi, il nous faut avouer que souvent aussi nous sommes obligés de chercher à réparer le mal qui n'est que notre propre ouvrage. La prostration des forces qui prolonge à l'infini la convalescence de nos malades est au moins autant le résultat de la médication que de la maladie. L'hydrothérapie nous offre sous ce point de vue une précieuse ressource. Rien de plus remarquable que la différence entre les convalescents traités par cette méthode et ceux qui viennent de subir les traitements ordinaires. Dans le traitement, hydriatrique, le malade passe presque sans transition de la maladie à la santé; ses voies digestives n'ayant pas été fatiguées par l'abus des médicaments, la réparation des forces se fait promptement par une alimentation que rien n'entrave; le malade ayant été soumis par le fait du traitement à des alternatives incessantes de chaud et de froid, il est loin d'être susceptible aux changements atmosphériques qui retardent si souvent la sortie des convalescents ordinaires. A peine les accidents morbides se sont-ils dissipés chez nos malades, que déjà l'appareil musculaire est chez eux en état de fonctionner avec énergie, car cet appareil, à part le repos qui l'a nécessairement un peu affaibli, n'a subi aucune autre influence débilitante, pas même celle de la diète, qui en hydrothérapie est infiniment moins sévère et moins prolongée.

L'hydrothérapie me paraît donc devoir être tentée sur une large échelle dans le traitement des maladies fébriles. Qui sait si ses résultats ne nous mettront pas un jour sur la voie de nouvelles découvertes en physiologie et en pathologie, par l'observation du rôle de la chaleur dans les phénomènes morbides, des effets du froid, de la manifeste influence de la transpiration sur le rétablissement des malades, etc.? En tout, cette question est sans contredit extrêmement importante pour la médecine pratique. Je sais d'avance que le scepticisme habituel de quelques médecins se révoltera contre cette assertion. Les faits que je leur ai présentés ne leur paraîtront pas concluants, et ils auront à leur service cette réponse tant de fois répétée : *les malades ont guéri malgré le traitement*. Prenons garde, Messieurs, ce doute peut s'appliquer à toute la médecine, et alors que deviendront tous les moyens qui composent notre thérapeutique et que journellement nous conseillons à nos malades? Doutons, car le doute est l'apanage de la prudence, et notre science, plus que toute autre, doit être circonspecte ; mais ne rejetons rien sans examen, en nous rappelant que *c'est une*

*sotte présomption que d'aller desdaignant et con-
damnant pour faulx, ce qui ne nous semble pas
vraysemblable, puisque c'est plustôt accoustumance
que science qui nous oste l'estrangeté de la pluspart
des choses.*

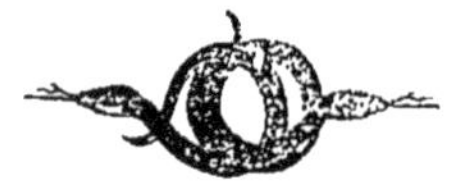

Pont-à-Mousson, Imp. et Lith. de **SIMON**.

OUVRAGES DU MÊME AUTEUR

qu'on peut se procurer

A LA LIBRAIRIE DE GERMÈRE-BAILLIÈRE :

Annales d'Obstétrique, des maladies des femmes et des enfants; collection complète. 3 vol. in-8°.

De l'Hydrothérapie et de son application au traitement de quelques maladies chroniques. Broch. in-8°.

De l'Hydrothérapie sous le rapport médical et hygiénique ; extrait de la *Gazette de santé*.

Études pratiques sur l'Hydrothérapie, basées sur les Observations recueillies à l'Établissement de Pont-à-Mousson. (Cet ouvrage contient un grand nombre de faits très-détaillés, ainsi que des expériences physiologiques et chimiques sur les procédés qui constituent la méthode hydrothérapique.) Un vol. in-8°.

Pour paraître prochainement :

De la Peau et de la Sueur, sous le rapport physiologique, pathologique et thérapeutique.

Quelques Mots sur les maladies des femmes, et sur les erreurs du traitement qu'on leur oppose le plus souvent.

Pont-à-Mousson, Impr. et Lith. de SIMON.